Quelques précisions rapides

sur SALIES - DE - BÉARN

et le rôle de ses EAUX en CHIRURGIE

PAR

Le Docteur DAVID

Ancien professeur à l'Ecole de Médecine de Limoges
Lauréat de l'Académie de Médecine, prix Pourat 1903
Médecin consultant à Salies-de-Béarn

LIMOGES
IMPRIMERIE-LIBRAIRIE DUCOURTIEUX ET GOUT
7, rue des Arènes, 7

—

1914

Quelques précisions rapides

sur SALIES-DE-BÉARN

et le rôle de ses EAUX en CHIRURGIE

PAR

Le Docteur DAVID

Ancien professeur à l'Ecole de Médecine de Limoges
Lauréat de l'Académie de Médecine, prix Pourat 1903
Médecin consultant à Salies-de-Béarn

LIMOGES,
IMPRIMERIE-LIBRAIRIE DUCOURTIEUX ET GOUT
7, rue des Arènes, 7

—

1914

Les Eaux de Salies-de-Béarn

et leur rôle en Chirurgie

Il y a quelques trente ans, le professeur Trélat écrivait à l'un des praticiens de Salies-de-Béarn « Vos eaux sont surtout des eaux chirurgicales... Pour le plus grand bien des malades il faut que cette station se développe en conformité de sa valeur ».

Le souhait du vieux maître a été exaucé. Tandis que les malades accouraient de plus en plus nombreux, Salies devenait la station salée type. C'est à elle que, voulant étudier les modifications imprimées à la nutrition, le professeur Robin s'adressait pour ses expériences. Lorsque le professeur Landouzy préside à travers les stations françaises le V. E. M. treize fois renouvelé et qu'il parle d'une source chlorurée-sodique, c'est à Salies-de-Béarn qu'il la compare ; c'est à elle que plus tard le professeur Reclus a décerné le nom de reine des Eaux Salées ; elle incarne le modèle, le prototype, l'exemple de tout ce qu'on peut obtenir par la médication salée, aux yeux de plusieurs générations de cliniciens. Nous allons rapidement en retracer les traits caractéristiques :

Salies-de-Béarn se recommande tout d'abord à l'attention par sa climatologie spéciale. Située dans les Basses-Pyrénées, le vallon où jaillit le Bayâa, tel est le nom de sa source, n'a rien de commun avec le climat de montagne et se trouve à 60 mètres d'altitude. Il est protégé par les collines environnantes de tous côtés sauf vers l'ouest par où il reçoit la brise marine soufflant de la côte basque, distante environ de 30 kilomètres. A égale distance de Pau et de Cambo, isolée entre les deux gaves, cette petite région partage avec ces deux stations hivernales le privilège d'un climat extrêmement doux : le palmier y croît en plein sol et le mimosa y fleurit en février. Retenons donc ce fait que, tandis que la pluralité des stations salées françaises et étrangères sont recouvertes de frimas et inaccessibles, Salies au contraire offre un séjour choisi; l'établissement thermal n'y ferme jamais, l'extrême printemps et l'arrière automne sont les saisons les plus agréables et les plus fréquentées.

Cette station thermale se distingue en second lieu des autres sources salées par la complexité de sa composition chimique. « Nul établissement, disait le professeur Garrigou à la suite de son analyse, ne pourra jamais présenter aux médecins et aux malades une richesse aussi grande. »

La source du Bayâa formait autrefois un petit lac, au voisinage duquel vint périr un sanglier; elle est aujourd'hui captée et isolée. C'est une source artésienne, jaillissant à 18 degrés et donnant un débit de cinquante-cinq mille litres en 24 heures. Deux autres sources légèrement dissemblables : le Griffon et l'Oraas, servent à la préparation des Eaux-Mères dont nous parlerons dans un instant.

En jetant les yeux sur le tableau ci-contre qui résume deux analyses faites à plus de dix ans d'intervalle, on peut se rendre compte que, pour un litre, cette eau renferme :

Analyse de la source du Bayâa

d'après MM. Wilm et Garrigou

Chlorure de sodium........	245 gram.		
— de potassium.....	2 gr. 30	ensemble	
— de calcium........	6 gr. 195	259 grammes	
— de magnésium....	6 gr. 792	anal. Wilm	
— de lithium.........	traces		
Bromure de magnésium.......	0 gr. 473	anal. Garrigou	
Iodure de magnésium.......	0 gr. 053		

Alumine de fer............	0 gr. 460	
Sulfate de soude..........	9 gr. 094	ensemble
— de chaux............	0 gr. 797	
— de potasse..........	0 gr. 212	13 grammes.
— de magnésie.......	3 gr. 750	
— de lithium	traces	
Silicate de soude..........	0 gr. 254	

L'attention du chimiste est attirée par cette complexité chimique.

« Le sel n'est pas tout dans cette eau minérale », disait Garrigou. A côté des chlorures il y a les sulfates à base de sodium, potassium, magnésie, chaux, dont on sait l'action reminéralisatrice. Il faut noter la présence du bromure et de l'iodure, caractéristique des eaux de Salies. Cette minéralisation est tellement intense qu'un simple calcul nous montrera que pour 250 litres de liquide le bain renferme :

64 kilos de chlorures alcalins ;

3 kilos de sulfates à bases minérales ;

142 grammes de bromure de magnésium ;

15 grammes d'iodures.

Le bain se présente sous une coloration légèrement ambrée, due à des parcelles fines d'argile et à une flore d'algues chargées d'iode. Cette coloration caractéristique de nos eaux subit quelques variations : elle est souvent plus foncée, son dépôt est plus épais par suite d'oxydations formées dans les bassins de chauffe. Cette explication doit être donnée, car la clientèle thermale attache une importance exagérée aux variations du degré de coloration, qu'elle confond avec le degré de sel ; elle fait à tort un facteur de plus grande efficacité de ce qui dépend de causes les plus naturelles et les plus diverses.

Dans des études toutes récentes, le Dr Bardet vient de relever en outre la présence de métaux rares qui sont les suivants :

Antimoine, argent, bismuth, étain, or, plomb et zinc.

Les eaux de Salies sont-elles radioactives ? On sait l'importance qu'a pris cet élément pour expliquer le mécanisme d'action de certaines eaux, dont la composition chimique ne révèle la présence d'aucun élément appréciable. M. Laborde le distingué préparateur de Madame Curie, a bien voulu faire la recherche de cette radio-activité qui est restée négative et ceci est paraît-il la règle pour les eaux fortement minéralisées.

J'en aurai fini avec la composition de nos sources lorsque j'aurai signalé une propriété rare et qui semble importante, c'est un électro-chimisme révélé par Scoutetten, dans l'expérience suivante :

On met dans l'eau du bain ou dans la main du malade immergé dans l'eau, un des pôles d'un circuit ayant un galvanomètre ; on pose l'autre pôle à terre ; l'aiguille dévie alors de 7 à 8 milli-ampères et ne revient au zéro qu'après 15 à 20 minutes.

S'il est vrai, comme le dit le Professeur Landouzy, que l'efficacité d'une source ne réside pas seulement dans sa composition chimique mais que, comme une véritable lymphe, l'Eau minérale agisse en même temps par ses combinaisons métalliques et organiques, son état thermo-électrique, sa force osmotique, l'efficacité de la nôtre est d'avance justifiée.

Il est indispensable d'adjoindre encore un mot d'un autre élément de traitement dont dispose la station : ce sont les Eaux-Mères. Par définition, les Eaux-Mères des marais salants et celles des autres stations salées sont constituées par un liquide où le sel a été concentré par évaporation et on les ajoute au bain pour augmenter la salure. Pour Salies il en est différemment. Quand on chauffe dans de grands bassins, disposés à cet effet, l'eau des sources du Griffon et d'Oraas sursaturées à froid, le sel cristallise rapidement. On le retire pour le vendre comme sel de table très apprécié par sa blancheur et sa légèreté, tandis que les autres éléments hygrométriques, iodures et bromures qui ne cristallisent pas, se concentrent dans les bassins. Lorsqu'on a obtenu un liquide légèrement sirupeux et poissant, qui titre 25 ou 35 degrés au pèse-sel, on a ainsi les deux variétés d'Eaux-Mères de Salies : la première additionnée aux bains, la seconde réservée aux compresses. A 35 degrés, nous avons la composition suivante, où le chlorure de sodium a disparu en grande partie, mais où le bromure atteint dix grammes et l'iodure presque un gramme par litre. C'est par l'adjonction de l'iodure et du bromure que Salies se différencie de toutes les autres stations chlorurées-sodiques, exception faite de Salsomaggiore en Italie. Ce n'est qu'ici en France qu'on peut allier à la médication tonique du sel, la médication résolutive de l'iode et la sédation du bromure. Biarritz-Briscous que l'on a voulu donner comme équivalent ne possède point ce trépied thérapeutique, et c'est la raison pour laquelle la cure salée est parfaitement tolérée à Salies par des sujets irritables et nerveux, femmes ou enfants, qui ne la tolèrent pas ailleurs·

*Composition des Eaux-mères de Salies-de-Béarn
à 35° Baumé, d'après Wilm*

Chlorure de sodium........	44 gr. 172
— de potassium.........	36 gr. 827
— de magnésium	231 gr. 512
— de lithium...........	1 gr. 051
— de rubidium.........	traces
Bromure de magnésium.......	**10 gr. 313**
Iodure magnésium...............	**0 gr. 90**
Sulfate de potassium.......	21 gr. 830
— de sodium........	17 gr. 815
— de magnésium	15 gr. 055

En arrivant dans la station, l'étranger est frappé par l'absence de buvette : il n'y en a pas. Comme le disait le spirituel chroniqueur Simplice de la *Petite Gironde* : « Ces eaux ont une supériorité sur les autres, elles ne se boivent pas. » En effet, toutes les applications thérapeutiques sont externes.

En parcourant l'Etablissement thermal, qui renferme 140 cabines et a donné en cette dernière année plus de 111,000, bains on est frappé par la variété et la perfection de l'installation. Ce sont les nouveaux appareils en service depuis quelques mois qui de 15 degrés à 45 degrés de température, de 3 degrés à 20 degrés de salure, permettent de donner toutes les grandes douches : toniques, sédatives, révulsives, emménagoques, hémostatiques; ce sont les petits appareils à douche filiforme pour la cure des adénites tuberculeuses; ce sont les douches locales à eau courante, en baignoire, usitées contre les atrophies musculaires, les ankyloses, les paralysies; ce sont les douches périnéales réservées au traitement de l'aménorrhée et des tuberculoses génito-urinaires. Nulle part on ne trouvera une gamme aussi étendue d'applications externes.

Puis, durant la visite à l'Etablissement thermal, la curiosité est mise en éveil par nos baignoires en bois, d'aspect spécial.

L'ignorant critique ce dispositif qu'il croit lié à une économie mal entendue et demande pourquoi ce modèle qui semble antique et démodé n'a pas cédé la place à quelque baignoire luxueuse, en métal, verre ou marbre ? Il y a contre cela de multiples raisons d'ordre thérapeutique : c'est le corps médical de Salies qui de génération en génération demande le maintien de la baignoire de bois. Elle est préférable à toute autre parce qu'il est plus aisé d'en enlever par ripolinages l'incrustation ocreuse causée par les eaux, parcequ'il est plus aisé d'y maintenir le baigneur attaché à l'aide de courroies ou d'un fort bâton coincé au travers. Nous lui donnons encore et surtout la préférence parce qu'avec elle, sont exceptionnels les érythèmes cutanés qui dans les baignoires de métal sont fréquents sur les points du corps en contact avec les parois; nous la préférons surtout parce qu'elle conserve mieux l'électro-chimisme du bain, dont l'action, dans les baignoires de métal, est beaucoup plus écourtée.

Et ces baignoires, comme les parois des cabines et des

salles de douche, comme les linges de l'Etablissement et des malades, sont rapidement recouvertes d'une teinte jaune ocre due à l'oxydation intense et à l'imprégnation indélébile par les algues et les particules de silice iodées que je signalais comme une des caractéristiques de Salies.

La thérapeutique thermale se fait donc toute entière par des applications externes; douches, pédiluves, bains locaux, applications d'Eaux-Mères et surtout balnéation. Le malade, par suite des réactions physiologiques mises en jeu par le bain, ne pourrait tolérer d'emblée la minéralisation totale; il doit s'habituer à une graduation de salure dont la progression et la limitation restent le rôle du médecin traitant. Autrefois on graduait en coupant le bain de trois quarts, de moitié, d'un quart d'eau douce, qu'on appelait bain au quart, bain à moitié, bain aux trois-quarts de salure, et le bain pur-sel était dit bain entier. Depuis la création du pèse-sel qui permet d'observer plus minutieusement la concentration, nous titrons les bains à 3, 4, 5, 8, 10, 15 degrés et tous intermédiaires, le terme de « bain entier » restant toujours en usage pour désigner le bain d'eau minérale pure. Beaucoup d'affections du reste ne justifient pas la salure maxima, et c'est une tâche bien délicate parfois que de trouver la dose la meilleure pour le malade, ainsi que les proportions des Eaux-Mères nécessaires à assurer l'action sédative et résolutive quand le besoin s'en fait sentir.

A-t-on pu se rendre compte du pourquoi et du comment de l'action d'une eau minérale ? Nous ne sommes parfois, au point de vue de l'interprétation des résultats thérapeutiques, pas plus avancés que ne l'était l'aréopage de Molière sur l'action de l'opium. Néanmoins, on entrevoit un mécanisme qui met en jeu divers facteurs, de multiples réactions et en ce qui concerne Salies, voici, rapidement ébauchées, les explications successivement données ou pressenties sur ce point.

Il paraît vraisemblable que l'électro-chimisme joue un rôle actif; la théorie émise sur les ions molléculaires n'est pas une vue hypothétique, mais il est difficile ici de dire dans quelle mesure et comment elle s'exerce.

L'absorption des éléments minéraux du bain joue également un rôle. Les expériences de Devaux le prouvent et montrent que les cellules épidermiques sont influencées au maximum par cette lymphe minérale qui tend à les plasmolyser. Malgré leur vie peu active, ces cellules se réveillent, réagissent, acquièrent une puissance osmotique de plus en plus grande et deviennent le siège de phénomènes d'absorption considérables. Il est positif que certains sujets particulièrement amaigris et hypohydres augmentent de 200 à 300 grammes et plus dans un bain; il est positif que l'élimination des chlorures urinaires subit durant la balnéation une augmentation progressive; il est positif que l'iodure est décelable dans les urines, lorsque la teneur des bains dépasse 15 litres d'Eaux-Mères : nous avons mis souvent cette réaction en relief; il est positif aussi que le revêtement cutané reste salé pendant quelque temps après la cessation du traitement thermal : ce sont autant de preuves de l'absorption cutanée.

A notre avis il faut tenir compte encore dans l'action physiologique du bain de Salies de l'élément pression, déterminé par la densité de l'eau.

Le corps humain, pendant le bain entier, est plongé dans un liquide qui titre 19 degrés au pèse-sel : il faut être attaché au fond de la baignoire pour ne pas surnager et une pression considérable s'exerce sur toute la surface du corps. Elle se manifeste par une oppression parfois gênante, par une vaso-constriction énergique et momentanée des capillaires périphériques, d'où un reflux dans les organes profonds et la circulation abdomino-pelvienne. A cette vaso-constriction, succède une vaso-dilatation plus ou moins marquée suivant les sujets, qui se traduit normalement par la rougeur de la peau et par des sueurs abondantes si la mesure a été dépassée; il y a là une sorte de massage hydraulique.

Je sais bien que ces phénomènes sont encore explicables par une action sur le système nerveux. Il est certain qu'il y a aussi pendant le bain une excitation des papilles nerveuses périphériques, qui détermine par voie réflexe la stimulation des organes hémato-poïetiques, de la circulation sanguine et lymphatique, des centres nerveux. Plus la solution saline est concentrée, plus l'effet produit est intense et s'il s'exagérait, le malade deviendrait nerveux, irritable, insomnique : l'adjonction des Eaux-Mères vient alors atténuer, fait disparaître cette réaction dont la persistance serait fâcheuse; ces Eaux-Mères ne peuvent agir que par absorption ou par action réflexe.

Abordons maintenant le dernier point et le plus important de cette brève étude, c'est-à-dire l'indication des affections justiciables des Eaux chlorurées-sodiques iodo-bromurées.

Quelques stations thermales peuvent se fixer dans l'esprit par une simple équation : Dax égale rhumatisme, Capvern égale lithiase, Chatel-Guyon égale intestin. Il n'en est plus de même ici et du fait du trépied thérapeutique sel, iode, bromures qui peut être dissocié les indications sont variées, multiples et ce qui est plus gênant, elles échappent à une classification méthodique.

Faisons d'abord remarquer un chapitre à part, formé de quelques affections nerveuses et qui n'éveille jamais dans l'esprit du praticien l'idée d'une médication à Salies, parceque cette station évoque exclusivement l'idée de médication salée. Si nous prescrivons un bain d'eau douce avec adjonction de 15, 20, 30 litres d'Eaux-Mères, ou plus, sans faire intervenir en rien l'Eau de la source du Bayâa, nous réaliserons ainsi une balnéation iodo-bromurée pure. Or, cette balnéation est d'une grande efficacité à l'égard de la **chorée de Sydenham, de la chorée chronïque, de la maladie de Basedow,** ainsi que nous en avons rapporté des faits qui ont eu quelque écho, au congrès de médecine de 1907.

Cette action sédative se manifeste aussi à l'égard des douleurs fulgurantes de l'**ataxie locomotrice,** et les anciens médecins de la station estimaient qu'ils pouvaient obtenir dans cette affection les mêmes succès qu'à Lamalou. Au bain d'Eaux-Mères, adjoignons des doses variables de sel ou des douches et nous traiterons fructueusement l'**incontinence nocturne d'urines** sans malformation congénitale, la **paralysie infantile** consécutive à la poliomyélite, la maladie de Little dont les contractures cèdent, Dans ces deux dernières affections on obtient des résultats parfois inespérés. La nomenclature de ces maladies serait plus à sa place avec la nosologie infantile dont nous traiterons plus loin; je ne les signale ici que pour clore ce chapitre de pathologie nerveuse, trop oublié en ce qui nous concerne et tout à fait inconnu d'un grand nombre de praticiens neuropathologistes.

Les prescriptions de la cure salée proprement dite se résument, comme pour toute cure thermale, en indications capitales et indications secondaires. Nous préférons d'abord énumérer rapidement ces dernières et signaler brièvement les bienfaits qu'on retire du traitement dans certains troubles de la circulation et de la locomotion.

Le membre atteint de **phlébite** s'améliore, la contractilité musculaire est stimulée, la tonicité vasculaire reparaît, les les dilatations d'origine variqueuse s'estompent, les douleurs diminuent et l'œdème se résorbe.

Faisons une place de choix à l'**atrophie** et à la faiblesse musculaire résultant des manœuvres de réduction et d'immobilisation de la **luxation congénitale de la hanche.** Les grandes douches salées sont une médication héroïque pour rendre le tonus musculaire, fortifier les ligaments articulaires et favoriser le maintien dans la nouvelle cavité.

Puis, comme dans certaines stations sulfureuses qui en ont acquis, on ne sait pourquoi le monopole, on peut retirer d'appréciables bénéfices de nos applications thérapeutiques dans les **ankyloses,** les atrophies traumatiques ou post opératoires. Après les **fractures,** citons comme exemple la cure de tout un groupe de marins de l'*Iéna* envoyés lors de la catastrophe et qui se guérirent rapidement de leur impotence fonctionnelle.

Les indications capitales de la cure de Salies se synthétisent enfin en deux groupes importants qui peuvent se désigner ainsi : **SALIES STATION DE GYNÉCOLOGIE ; SALIES STATION D'ENFANTS.**

La guérison des maladies de la femme est si réputée et si connue qu'elle a valu à la source le titre de Reine des Eaux salées.

De fait, si on excepte les troubles mécaniques irrémédiablement constitués, les affections à l'état aigu, les tumeurs comme les kystes et les dégénérescences néoplasiques, on se rendra compte que toute la physiologie et la pathologie de l'appareil génital féminin peut en bénéficier.

Les indications de la balnéation commencent avec la vie génitale de la jeune fille et ne se terminent qu'avec la ménopause.

Il y a-t-il **aménorrhée** par anémie, mauvais état général, insuffisance ovarienne ? On obtiendra aisément la stimulation de l'organisme, l'augmentation de la richesse globulaire du sang, l'établissement, la réapparition ou la régulation du flux menstruel.

Il y a-t-il **dysménorrhée** parce que le fonctionnement de l'ovaire se fait mal, que l'organe se congestionne, parce que la trompe n'est pas perméable ? on obtiendra la décongestion et la perméabilité tubaire. Les phénomènes nerveux concomittants seront aussitôt calmés.

Il y a-t-il **métrorrhagies** ou ménorrhagies ? Si nous exceptons celles post-abortum ou liées à un néoplasme il faut songer à Salies. Combien de jeunes femmes ont été curetées sans succès pour des troubles de métrite de nature diathésique ? On peut le lire dans le livre des métrites et fausses métrites de Dalché. Combien de gros utérus ont continué à saigner, malgré la mer, la montagne ou les toniques généraux, alors que la balnéation et les irrigations thermales ont su faire contracter leurs muscles et activer leur circulation !

Et lorsqu'au retour d'âge, on est en présence d'une matrice grosse, lourde, sensible, plus dure qu'il ne serait désirable, le traitement que nous mettons en œuvre fait disparaître le suintement sanguin, assouplit l'organe et réduit son volume. Ce sont là des faits cliniques chaque jour enregistrés par les médecins de la station.

Les infections qui frappent l'appareil génital de la femme fournissent un nombreux contingent de malades. Elles relèvent de trois éléments principaux ; le gonocoque, le streptocoque de l'infection puerpérale et le troisième souvent méconnu qui est le bacille de Koch. Ces trois agents infectieux touchent presque toujours l'ensemble de l'appareil utéro-ovarien et on note les plus souvent **métrite, salpingite, para-métrite, pelvi-péritonite** plus ou moins étroitement associées.

Laissons passer la période aiguë, celle de la fièvre, des douleurs, des pertes, de la leucorrhée abondante, justiciable du repos, des fomentations calmantes, des irrigations chaudes, des applications de glace. Puis lorsque la malade péniblement convalescente reste affaiblie, anorexique, amaigrie ; lorsqu'elle conserve avec une leucorrhée tenace des névralgies, des douleurs, de la pesanteur du ventre, lorsque la miction est encore un peu gênée, la marche pénible et la vie conjugale interdite, lorsque se présente à l'examen un utérus gros, un col œdémateux rouge et ulcéré, des annexes augmentées de volume, douloureuses, adhérentes, des culs de sac empâtés, c'est le moment opportun de recourir à la cure salée.

Et je suis tout naturellement entraîné à expliquer ici comment certains **déplacements de l'utérus** bénéficient de notre balnéation ; en voici l'observation clinique type :

C'est une jeune femme qui, depuis son accouchement, après lequel son lever fut prématuré, ou depuis une fausse-couche négligée dans ses suites n'est pas à son aise. Les règles sont devenues douloureuses, irrégulières, variables ; elle ressent toujours quelque pesanteur au bas-ventre quand elle marche, voyage ou remue activement. Elle est devenue de plus en plus constipée et ses selles présentent quelques muco-membranes. Quand on l'examine, on trouve un utérus gros, renversé en arrière et fléchi : si on essaie de le redresser on provoque une douleur vive dans le Douglas et on sent que l'utérus, non mobilisable retombe dès que le doigt cesse de le repousser : il s'agit d'une rétroversion adhérente. Le traitement suivi dans la station, par les bains et les irrigations spéciales, assouplira les culs de sac, résoudra les adhérences et permettra ensuite, par dilatation, pessaire ou opération, un redressement impossible auparavant ; le cortège des symptômes de l'entéro-colite disparaîtra simultanément, ce que l'on ignore trop souvent.

Ces considérations feront comprendre pourquoi Salies s'est acquis une réputation dans les cas de **stérilité.** A la suite de la thérapeutique hydro-minérale, le chimisme utéro-vaginal est heureusement modifié, les glaires infectieux obturant le canal cervical ont disparu, la perméabilité tubaire est recouvrée, le fonctionnement ovarien est activé, l'axe de l'utérus est redressé et sa musculature tonifiée : la fécondation impossible auparavant devient réalisable chez de nombreuses jeunes femmes désireuses de maternité. Cette question à l'heure actuelle a une importance trop primordiale en France pour qu'il soit nécessaire de la souligner davantage.

Il reste à dire quelques mots au sujet d'une affection dont le traitement à Salies a été le point de départ de nombreuses discussions : je veux parler du **fibrôme.** Pour quelques observateurs, la cure fait merveille, pour d'autres elle est illusoire. Pourquoi pareilles divergences ?

Cela dépend d'abord de l'évolution et de la situation de la tumeur. Dans les fibrômes intra-cavitaires et sousmuqueux, la cure thermale favorise la pédiculisation et l'élimination : le praticien et la malade observent, sous l'influence du traitement approprié, des contractions utérine, qui aboutissent à l'expulsion. Le chirurgien n'a qu'à intervenir pour sectionner le pédicule et nous avons noté des cas où cette action était si prompte, que la malade qui quittait la station sans malaises notables accouchait spontanément de sa tumeur à l'arrivée.

Quand il s'agit de fibrôme dont les caractères cliniques

sont différents, voici les résultats toujours constants qu'on peut promettre : on note une résolution de la gangue péri ou inter-fibromateuse, et de l'empâtement péri-utérin qui est la règle dans les formes sous péritonéales ; il y a disparition des douleurs dues à la compression et atténuation à la gêne des mictions ; il y a aussi disparition ou diminution manifeste des métrorrhagies ; de la cure résulte enfin un relèvement notable de l'état général, bénéfice immédiatement perçu par la malade. Sans doute lorsque le volume de l'utérus est très hypertrophié, lorsque l'évolution du corps fibreux est rapide, lorsque la femme est jeune et loin de la ménopause, le résultat acquis n'est pas définitif ; la cure de Salies doit être néanmoins tentée. J'abrite cette affirmation sous l'autorité du professeur Reclus, dont nul je pense ne contestera la compétence, et qui sur ce point affirmait nettement aux membres du dernier voyage d'études médicales : « Intervenir lorsque malgré Salies, les hémorrhagies sont assez abondantes pour affaiblir la malade, intervenir pour le fibrôme inclus dans le petit bassin à cause de la compression des uretères, intervenir quand la tumeur grossit, et *après* la cure de Salies, on aura l'immense avantage que les phlébites dont vous connaissez le danger ne se produiront pas. » Et voici comment de l'aveu même d'un chirurgien Salies est l'auxiliaire de la chirurgie. Il y aurait toute une brochure à écrire sur ce sujet. Je n'ignore pas que pour les fibromateuses on fait grand bruit au sujet du traitement par la radiothérapie. Interrogez sur ce point les opérateurs comme nous l'avons fait nous-mêmes. Ils vous répondront que l'application des rayons X présente d'abord de multiples contre-indications, qu'elle n'est pas sans dangers, qu'ils ont constaté fréquemment à la suite des nécroses, du sphacèle, qu'elle favorise les phlébites, qu'elle amoindrit la vitalité des tissus et qu'elle diminue, en cas d'intervention ultérieure, les chances d'une cicatrisation solide prompte et complète. Mettons en regard les avantages de la cure thermale par comparaison.

Elle est l'auxiliaire du chirurgien en relevant toujours et

promptement la nutrition de la malade, en la rendant plus apte à supporter le choc opératoire ; elle est son auxiliaire en préparant et libérant le terrain d'opération par décongestion et assouplissement des adhérences, en écartant les risques de complications post-opératoires redoutées et en favorisant la cicatrisation.

Puis aussi la cure thermale *remplace* le chirurgien dans les annexites inflammatoires qu'on n'opère plus avec la précipitation d'il y a vingt ans et dans les empâtements douloureux péri-pelviens où le bistouri le plus habile et le plus adroit n'est pas tenté d'intervenir ! La cure thermale vient enfin en aide au chirurgien lorsque, malgré son brio opératoire, les cicatrices qu'il a faites restent dures, douloureuses ou fistuleuses.

Il n'a point été question du traitement thermal quand une collection purulente s'est formée en un point quelconque du petit bassin : nous parlons d'inflammation et non de suppuration qui reste du domaine chirurgical. Mais lorsqu'après l'opération la coaptation des tissus ne se fait pas, lorsqu'une cicatrice reste le point de départ d'un empâtement douloureux et lorsqu'une fistule persiste, intarissable, gênante et surtout démoralisante, c'est la balnéation salée qui réalisera l'assouplissement, la fermeture et la réparation définitive.

Nous avons écrit enfin que Salies-de-Béarn était **UNE STATION D'ENFANTS.**

Voici la phrase même du professeur Landouzy à la conférence médicale de 1913 : « Quelques nombreux que je puisse les rencontrer dans mon passage à Salies, je répéterai pour la troisième fois à cette place que jamais assez les enfants ne viendront ici, parce que c'est une place forte de la puériculture. »

Et on sait déjà, pour en avoir vu à domicile les résultats palpables, bien inférieurs cependant à ceux obtenus à la source, quelle efficacité merveilleuse présente le traitement par les sels d'Eaux-Mères de Salies chez les **lymphatiques** et les **rachitiques.** Les premiers seront débarrassés de leurs

poussées amygdaliennes, de leurs coryzas incessants, de leurs blépharo-conjonctivites interminables; leur peau se nettoiera de son impétigo.

Leur **otorrhée** et leur **leucorrhée** prendront fin, leurs bronchites incessantes disparaîtront. Les seconds redresseront peu à peu leurs jambes arquées et leurs côtes enfoncées, y élargiront leur thorax en carène, y raffermiront leur squelette, y relèveront leur **scoliose.** Et dans ce domaine de pathologie infantile où je n'ose insister pour ne pas allonger outre mesure ces pages, il faut signaler notre action souveraine sur le **développement insuffisant ou retardé** de l'organisme de l'enfant. Qu'il s'agisse d'un petit être chétif parce que ses procréateurs étaient âgés, alcoolisés, syphilitiques ou tuberculeux, qu'il s'agisse d'un nourisson touché au sevrage par une de ces entérites qui laissent l'organisme si débilité et font le lit du rachitisme et de la tuberculose, qu'il s'agisse plus tard d'un arrêt de croissance consécutif à une infection grave : rougeole, diphtérie, coqueluche, entérite, on peut affirmer le relèvement de l'organisme, le coup de fouet puissant donné à la nutrition. Et c'est le lieu d'insister sur l'adjonction, quand elle est nécessaire, des Eaux-Mères sédatives à la balnéation salée; elle assure la tolérance chez les petits enfants nerveux, irritables et agités. Le sommeil est profond d'emblée, l'appétit renaît dès le début, le teint devient rose, l'œil animé, le regard vif; le médecin et les familles sont surpris de la rapidité avec laquelle le poids augmente et la taille s'accroît.

Mais c'est dans les **tuberculoses externes,** que la pathologie infantile offre les indications les plus variées et les plus heureuses. Sans doute un certain nombre d'entre elles sont aussi l'apanage de l'adulte et leur englobement dans les maladies de l'enfance est un peu schématique, mais c'est bien chez les enfants qu'elles prédominent.

Songez donc à Salies dans les **adénites tuberculeuses,** j'affirme nettement que vous y aurez des résultats beaucoup plus prompts que par la cure bourboulienne, la cure marine ou l'heliothérapie aujourd'hui à la mode. Elles se

présentent à la région cervicale, au médiastin, à l'aine, à
l'aisselle... En dehors du traitement général par la balnéation il existe pour elles toute une gamme d'applications
thérapeutiques : affusions, douches filiformes, applications
d'Eaux-Mères... Aux formes inflammatoires où il n'y a pas
de ramollissement, la guérison survient par résolution ou
sclérose. Les ganglions fistulisés s'éliminent et se vident,
leur coque durcit et, ce qui a été toujours signalé et présente une grande importance, la cicatrice devient souple,
moins rouge, moins apparente que lorsqu'elle guérit par les
autres moyens. Lorsqu'il s'agit d'adénopathies médiasti-
nales, la résolution s'obtient de même et entraîne la disparition de la toux, de l'oppresion, de l'asthme, des bronchites.
Je suis heureux sur ce point de citer l'avis d'un des maîtres
éminent des hôpitaux de Paris, le Dr Brocq, qui écrit
en clôturant un article du *Paris-Médical* : « Les adénopathies tuberculeuses se traitent couramment aux eaux chlo-
rurées sodiques fortes, nous croyons que Salies-de-Béarn
*est de beaucoup la plus efficace des stations françaises dans
ce cas* ».

Ces considérations sur la tuberculose ganglionnaire, il
faudrait les reproduire pour les **ostéites tuberculeuses.**
Ceux qui ont suivi la caravane médicale de 1913 ont eu la
bonne fortune d'entendre une leçon clinique de M. le Professeur Reclus qui leur démontrait comment on obtient
par les diverses applications du traitement salé, l'élimination spontanée des séquestres osseux et la fermeture des
fistules anciennes. Trélat depuis longtemps avait enseigné
la même chose.

En ce qui concerne les **arthrites** telles que **tumeur blanche du genou, mal de Pott, coxalgie,** je dois insister sur ce
point capital : c'est que les bénéfices sont aussi prompts et
appréciables et qu'il ne faut pas appréhender, comme je
l'ai entendu affirmer par des praticiens qui ne l'avaient
certes jamais expérimenté, que la mobilisation pour plon-
ger le malade dans le bain lui soit préjudiciable. Je ne parle
pas bien entendu des cas aigus rigoureusement immobilisés ;

mais une expérience ancienne et jamais démentie a prouvé que la balnéation, concurremment à l'extension continue, calme très rapidement les douleurs, amène la sédation des contractures ; l'expérience de chaque jour prouve qu'après la longue compression subie dans un appareil, la cure de Salies relève la nutrition du membre et beaucoup mieux que toute autre thérapeutique abrège la durée de l'affection. En quelques semaines on note que les empâtements se résolvent, que la peau s'assouplit, se colore, perd son aspect écailleux et flétri, que le muscle se tonifie et que l'atrophie du membre diminue. Il est manifeste que la croissance reçoit ensuite un coup de fouet plus prompt qu'avec la cure marine et que la boiterie ultérieure reste aussi réduite que possible. Par des cures répétées on peut obtenir la réduction des ankyloses en position vicieuse, bien au-delà de ce que les autres procédés thérapeutiques peuvent donner. En affirmant cela j'ai sous les yeux l'observation d'une tumeur blanche du genou qui, immobilisée par le professeur Kirmisson sous un certain angle, put, après un long séjour à Salies, être remise en rectitude parfaite ; j'ai sous les yeux deux exemples de mal de Pott où la colonne vertébrale est restée souple au-delà de tout ce qu'on pensait espérer par la suite ; j'ai sous les yeux la cure déjà ancienne d'une coxalgie jugulée en dix-huit mois et que le Dr Jalaguier voulait détourner de Salies au profit de Berck. Enfin, ce qui frappe le plus l'esprit de ceux qui observent ces faits, c'est que les résultats sont incroyablement rapides et que deux mois de Salies équivalent à 5 ou 6 mois d'héliothérapie ou de cure marine. Il n'y a pas lieu d'en être surpris, puisque j'ai signalé dès le début comment le malade était soumis à la fois à un traitement général intense et à des applications locales curatives, selon la localisation et la marche clinique de son affection.

La **péritonite tuberculeuse** peut se guérir dans les deux formes apyrétiques qu'elle revêt : on note la disparition de l'ascite et la résolution des gâteaux d'induration, mais c'est une des cures les plus longues, les plus difficiles, les plus délicates et aussi une des plus intéressantes de notre crénothérapie.

Enfin pour être complet, il faut signaler une thèse que M. le Professeur Reclus a consacrée à la cure de l'**orchite tuberculeuse** par le traitement thermal. L'auteur y indique comment on obtient la limitation et l'élimination rapide du foyer caséeux quand il est formé; comment se produit sous l'influence des applications balnéaires la fin d'une fistulisation ancienne, comment par sclérose ou résolution guérissent les formes non suppurées et comment on sauve ainsi le malade de la castration.

Ce qui a frappé l'éminent chirurgien que je cite souvent, puisqu'il connaît admirablement Salies, c'est que, dans cet ensemble d'affections tuberculeuses, justiciables à la fois de Salies et des autres méthodes, le récollement de ses malades lui a montré quelques années après que la généralisation de la tuberculose avait été beaucoup plus rare chez les malades traités par la cure thermale que chez ceux réservés à d'autres méthodes.

Ces constatations sont une justification des grandes lois de la clinique à l'observation desquelles nous devons toujours revenir.

Plus nous avançons dans la pratique, plus nous constatons que les théories évoluent, que les méthodes partielles de traitement qui en découlent restent faillibles et que c'est l'organisme seul qui, par ses propres forces, fait les frais de la lutte contre toute infection; c'est à lui qu'il faut d'abord et presqu'exclusivement s'adresser.

Il y a déjà cinquante ans, alors que l'agent spécifique de la tuberculose n'était pas soupçonné, que la médication salée était empirique, le vieux maître Trélat écrivait que Salies « était souveraine pour guérir les vieux ulcères strumeux qui lassaient la patience des praticiens et des malades ». Quelques années après, la découverte du bacille Koch démembrait la strume et la scrofule, la chirurgie crut pouvoir s'affranchir de ces règles en créant ses méthodes hardies; elle espérait guérir le malade en enlevant le foyer.

Que d'interventions inutiles et nuisibles, que de généralisations sont nées de cette erreur ! on a ponctionné, on a gratté, on a réséqué, on a amputé ! Quelques années ont passé : on a injecté toutes sortes de produits antiseptiques puis on s'est aperçu qu'il valait mieux ne pas toucher aux foyers tuberculeux.

Aujourd'hui on se passionne pour l'héliothérapie — surtout pour celle pratiquée à l'étranger ! ! Quand on trouve la lecture dans le plus récent traité de chirurgie, de l'exposé des traitements usités depuis vingt ans, on aboutit à lire la conclusion suivante écrite par la plume du docteur Gangolfe : « La tuberculose n'est pas une maladie locale, mais une infection générale, contre elle il faut en premier lieu remonter l'organisme ». C'est, après cinquante ans, le retour à la méthode clinique du vieux maître dont je citais les échos flatteurs pour nous.

Il ne faut pas non plus résister au plaisir de signaler l'aveu du plus entreprenant des interventionnistes actuels, j'ai nommé le docteur Calot, dont nul ne peut ignorer les méthodes neuves et hardies.

Si on lit le numéro du 13 avril 1913 des *Annales politiques et littéraires*, où le chirurgien de Berck a fait pendant près d'une année directement appel au grand public en faveur de sa plage, on retient cette phrase plus éloquente que toutes les miennes. « La tuberculose n'aime pas le bistouri qui guérit rarement, aggrave souvent, mutile toujours ». C'est la faillite des méthodes employées depuis quelques années, proclamée par les auteurs eux-mêmes, c'est la justification éclatante, raisonnée des observations des praticiens les plus divers pendant un demi-siècle que c'est l'état général qu'il faut soigner avant tout et que nul traitement ne réalise mieux ce but que la cure-iodo-chlorurée-sodique de Salies-de-Béarn.

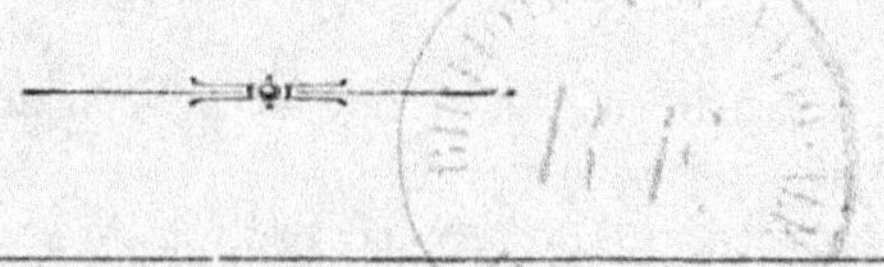

Limoges. — Imprimerie Ducourtieux et Gout, 7, rue des Arènes.

DU MÊME AUTEUR :

Contribution à l'action des eaux chlorurées-sodiques sur la nutrition (communication à l'Académie de Médecine, 20 mai 1913).

La coxalgie à Salies-de-Béarn, 1912.

Les Affections utéro-ovariennes et leur traitement par les Eaux mères chlorurées-sodiques de Salies-de-Béarn. Journal *La Clinique*, 18 mars 1910.

Note sur un cas de goitre exophtalmique traité par les eaux-mères de Salies. 9e Congrès de Médecine. Paris, 1908.

La Tuberculose ganglionnaire. Limousin Médical, 1908.

Le lymphatisme qu'on n'envoie pas au bord de la mer. (Province Médicale, 1907).

Quelques considérations d'Hydrologie clinique (1905).

Zona et Pneumonie (communication à la Société Médicale de Pau, 1905).

Quelques cas de Ralentissement du Pouls par l'Aspirine (communiqué au 7e Congrès International de Médecine de Paris, 1904).

Mémoire sur les Lésions causées par la Toxine Diphtéritique chez les animaux ayant subi la résection du sympathique (couronné par l'Académie de Médecine, prix Pourat, 1903).

La Sérothérapie Antitoxique (Discours prononcé à la séance solennelle de rentrée de l'Ecole de Médecine et de Pharmacie de Limoges, 1909).

MIRE ISO Nº 1

A F N O R   92049 PARIS LA DÉFENSE

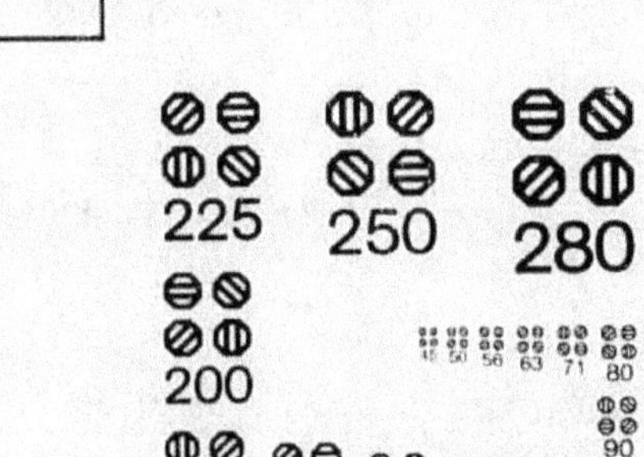

PRODUCTION 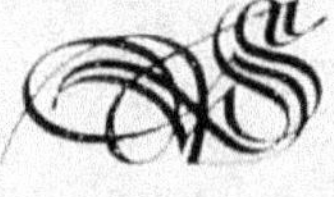 SCRIPTUM PARIS

en conformité avec NF Z 43-011 et ISO 446:1991

www.ingramcontent.com/pod-product-compliance
Lightning Source LLC
LaVergne TN
LVHW020634180726
843502LV00006B/2024